Maricelis Mojena Roblejo
Eiglis Jeanette Bravet Smith
Tania Colomé González

Insuficiencia Renal Crónica Terminal: complicaciones

Maricelis Mojena Roblejo
Eiglis Jeanette Bravet Smith
Tania Colomé González

Insuficiencia Renal Crónica Terminal: complicaciones

Hemodiálisis como tratamiento

Editorial Académica Española

Cover image: www.ingimage.com

Publisher:
Editorial Académica Española
is a trademark of
International Book Market Service Ltd., member of OmniScriptum Publishing Group
17 Meldrum Street, Beau Bassin 71504, Mauritius

Printed at: see last page
ISBN: 978-620-0-38311-2

Título: Insuficiencia Renal Terminal y sus complicaciones más frecuentes.

Subtítulo: Hemodiálisis como tratamiento de la Insuficiencia Renal terminal.

Introducción

El mantenimiento de la homeostasis del griego 'homo: "similar" y estasis: "estabilidad", permite a los seres vivos interactuar con el entorno circundante y adaptarse al mismo sin variaciones significativas en sus funciones vitales.[1]

En 1978, el médico francés Claude Bernard introdujo los conceptos de medio externo (donde vive el organismo) y medio interno (donde viven los tejidos), luego de enunciar la homeostasis 1865, unos años más tarde en 1926 el fisiólogo estadounidense Walter Bradford Cannon, acuñó el término de homeostasis para referirse a las reacciones fisiológicas coordinadas que mantienen los estados estacionarios dentro del cuerpo, sobre la base de la coordinación integrada de todo un abanico de órganos cuya interacción produce tendencia al equilibrio.[2]

Los riñones, órganos pares situados bilateralmente en posición retroperitoneal en la cavidad abdominal, juegan un papel preponderante en la conservación de las propiedades del medio interno y por ende en la adaptación a los cambios del entorno circundante, pues además de garantizar la excreción de sustancias finales del metabolismo como urea, ácido úrico y creatinina, la cual es su principal función, intervienen en otras funciones vitales que se relacionan con la regulación del equilibrio hidroelectrolítico y ácido básico, la regulación de la presión arterial a partir de la liberación de renina, así como la síntesis de hormonas como eritropoyetina, prostaglandinas, prostaciclinas y medulipina I, cuyas acciones fisiológicas actúan de manera específica en diferentes sitios de la economía humana. También se reconoce su participación en el control del metabolismo del calcio al convertir la 25-OH vitamina D3 en 1,25 - (OH)2 vitamina D3.[3]

Histológicamente, se considera a los riñones como órganos macizos y por ende, conformados por estroma y parénquima. El parénquima se subdivide en corteza (hacia la periferia) y médula (hacia el centro), en ambas estructuras se dispone como parte del estroma, tejido intersticial constituido por fibras colágenas tipo III y células intersticiales las que a nivel de la médula secretan prostaglandinas, y en la corteza producen el 85 por ciento de la eritropoyetina del organismo.[4,5]

La corteza renal tiene aproximadamente 10 milímetros de grosor y se encuentra dividida en regiones pequeñas por los rayos medulares de Ferrein (estriaciones en número de 400 a 500 que se irradian desde la médula renal). Las zonas de corteza que se encuentran entre los rayos medulares se denominan laberintos corticales y están compuestos por los corpúsculos renales y sus túbulos contorneados proximales y distales asociados. Los rayos medulares contienen las ramas ascendente y descendente del asa de Henle, y la porción recta del tubo proximal y distal, así como los tubos colectores.[4]

Por su parte la médula está formada por las pirámides renales que incluyen tubos colectores, las porciones rectas del tubo proximal y distal, y tubos intermedios, así como las por columnas renales que están constituidas por corpúsculos renales y las porciones tortuosas de tubos proximales y distales. El túbulo urinífero consta de dos partes cuyo origen embriológico es diferente. Estos componentes son: la nefrona y el sistema colector. La nefrona se considera la unidad estructural y funcional del riñón y en cada uno de ellos existen alrededor de dos millones.[4]

De manera tradicional la nefrona se ha dividido en cuatro porciones o componentes: el corpúsculo renal (CR), tubo contorneado proximal (TCP), asa de Henle y el tubo contorneado distal (TCD), sin embargo, en la actualidad, atendiendo a la estructura histológica de sus diferentes segmentos y por acuerdo de la Comisión Renal de la Sociedad Internacional de Fisiología, se reconoce que la nefrona está constituida por el corpúsculo renal (CR), el túbulo proximal (TP), el túbulo intermedio (TI) y el túbulo distal (TD).[5]

El corpúsculo renal presenta hacia su centro una estructura vascular denominada glomérulo, dicha estructura está constituida por capilares fenestrados o de tipo II; por fuera del mismo se encuentra la hoja parietal de la cápsula de Bowman, así como el espacio capsular entre ambas estructuras. A su vez los podocitos son células que presentan un cuerpo del que parten prolongaciones primarias, a partir de las cuales se extienden finas prolongaciones secundarias o pedicelos que se interdigitan con los de las células vecinas y abrazan los capilares glomerulares, uniéndose fuertemente a la membrana basal, dejando entre ellas unas hendiduras intercelulares a través de las cuales pasa al espacio capsular un filtrado del plasma sanguíneo, llamado filtrado glomerular. Hacia la superficie interna de los capilares glomerulares, donde no existe el revestimiento de los podocitos ni membrana basal, se localiza un grupo de células denominadas mesangiales intraglomerulares, cuyas funciones están relacionadas con la actividad fagocítica y de sostén al glomérulo, sintetizan matriz extracelular, prostanglandinas y endotelinas, y además tienen receptores para la angiotensina II y para el péptido natriurético atrial.[3,4]

En 1827, Bright publicó la descripción de la glomerulonefritis, término acuñado por Edwin Klebs en 1875 y utilizado como sinónimo de "Enfermedad de Bright" desde que F. Volhard y T. Fahr en 1914 lo introdujeron en su clasificación de las enfermedades renales.[6]

Desde la antigüedad se había relacionado esta sintomatología con las enfermedades renales y así aparece en el Corpus Hippocraticum, en Galeno y en los tratadistas medievales. En 1770, el anatomista Doménico Cotugno descubrió en la orina de un enfermo con edema, "una sustancia coagulable con el fuego".[6]

Bright fue el primero en relacionar la presencia simultánea de albuminuria, edema y lesión del parénquima renal y así identificar un nuevo tipo de enfermedad, que unía signos clínicos a alteraciones químicas y cambios estructurales. La observación clínica se relacionaba con pruebas de laboratorio, al examinar químicamente la orina, estudios realizados en colaboración con el químico Bostock. La necropsia, por último, permitía evidenciar las alteraciones estructurales del riñón, según el criterio anatomo-clínico que Bright llevó a un nuevo escenario, el de la enfermedad renal.[6]

Las primeras descripciones de la insuficiencia renal aguda en el siglo XX fueron durante el terremoto de Messina, Italia en 1908 y la falla renal causada por necrosis tubular aguda se identificó durante la segunda guerra mundial, durante los bombardeos sufridos por Inglaterra por parte de la fuerza aérea Alemana, donde las víctimas de aplastamiento presentaban necrosis renal tubular aguda seguida de la pérdida aguda de la función renal.[6]

La enfermedad renal crónica (ERC) o Insuficiencia Renal Crónica (IRC) es una pérdida progresiva (por 3 meses o más) e irreversible de las funciones renales a consecuencia de diversos procesos fisiopatológicos, que se expresa como un deterioro progresivo de la tasa de filtración glomerular acompañado de grados variables de albuminuria sobre la base de lo cual se sustenta su clasificación.[7]

Como consecuencia de las alteraciones estructurales y funcionales que aparecen en el curso de la IRC, los riñones pierden su capacidad para eliminar sustancias de desecho, concentrar la orina de inicio y luego para diluirla, conservar los electrolitos en la sangre y por tanto mantener el equilibrio hídrico y ácido-básico, así como la capacidad para secretar hormonas que tienen varias funciones importantes en el mantenimiento de la homeostasis, todo lo cual desde el punto de vista clínico da lugar a una extensa gama de síntomas y signos.[8]

La instalación de la insuficiencia renal crónica suele ser lenta y gradual, pues el organismo cuenta con mecanismos compensatorios (adaptación inicial y adaptación anómala) que permiten mantener la tasa de filtración glomerular y buena parte de las funciones renales dentro de ciertos límites fisiopatológicamente aceptables lo cual explica que no se presenten signos o síntomas hasta las etapas muy tardías de la enfermedad.[9]

En la fisiopatología de la IRC se invocan cambios o adaptaciones funcionales seguidos por adaptaciones estructurales que llevan a la profundización de los cambios funcionales iniciales, estableciéndose así un círculo vicioso de retroalimentación positiva que lleva a la pérdida de más parénquima renal, hasta que finalmente su porcentaje se reduce a niveles que no permiten sostener las funciones renales.[9]

Como parte de las adaptaciones funcionales iniciales y según la teoría de las nefronas remanentes, al producirse una disminución sustancial del número de nefronas, sobreviene hipertensión sistémica y aumento de la tasa de filtración glomerular (hiperfiltración), condicionada por la reducción de la resistencia de las arteriolas aferentes de los glomérulos en respuesta al cambio inicial y que trae consigo dos cambios hemodinámicos importantes: aumento de la presión intraglomerular y aumento del flujo plasmático renal efectivo.[9]

Los cambios estructurales en los glomérulos aparecen una vez que la compensación hemodinámica se instala, y básicamente vienen dados por incremento del volumen del ovillo glomerular en respuesta a la alta presión sin el incremento correspondiente del numero de células terminales y altamente diferenciadas del epitelio visceral.[9]

La combinación de la hipertensión y la hipertrofia glomerular inducen anomalías funcionales y estructurales que propician la acumulación hialina en las paredes de los capilares glomerulares, disfunción mesangial con formación de microaneurismas y disfunción endotelial causante de fenómenos trombóticos en la luz de los capilares.[9]

El resultado final de este conjunto de cambios a nivel de los glomérulos, es la aparición de la glomerulosclerosis que si bien no tiene repercusión clínica en los inicios del daño renal, si puede dar lugar a la filtración de proteínas que pasan a la orina.[9]

Según la *Kidney Disease Improving Global Outcome* (KDIGO) de nefropatía crónica (CKD)[10], se divide a la ERC en cinco estádios teniendo en cuenta la tasa de filtración glomerular que puede ser estimada haciendo uso de varias fórmulas que estiman el grado de funcionamiento de los riñones a partir de los valores de la creatinina en sangre, por ser esta una sustancia que se filtra libremente en los glomérulos y no se reabsorbe ni se secreta en los túbulos renales y por ende con aclaramiento semejante a la TFG, la mayoría de los laboratorios hacen este cálculo automáticamente cuando se solicita la dosificación de creatinina, y se tiene en cuenta además la presencia de albúmina en la orina (microalbuminuria) o proteinuria franca.

En la etapa I, los pacientes tienen aclaramiento de creatinina mayor o igual que 90 ml/min, y el valor de proteínas en orina es < 30 mg/L sin ninguna enfermedad asociada como diabetes, hipertensión arterial o riñones poliquísticos pues los pacientes con una o más de estas enfermedades tienen generalmente algún grado de daño renal que puede aún no reflejarse en la capacidad de filtración de la sangre. Son pacientes con función renal normal, sin ningún síntoma o signo e inclusive con TFG elevada (hiperfiltración), pero en alto riesgo de deterioro de la función renal a largo plazo. Los pacientes con creatinina normal pero con signos de hemorragia o pérdida de proteínas en la orina, también son introducidos en esta etapa.

En la etapa II, los pacientes presentan aclaramiento de creatinina entre 60 y 89 ml/min o proteinuria < 30 mg/L o proteinuria > 30 mg/L y < 300 mg/L con valores de creatinina dentro del rango normal. Esta puede ser llamada fase de pre-insuficiencia. Son personas con baja pérdida de la función renal, siendo la etapa más temprana de la insuficiencia renal.

Como los riñones van perdiendo la función naturalmente con la edad dado que sus células son permanentes y carecen de la capacidad de regenerarse, con el envejecimiento la función renal tiene una tendencia a la reducción. Por lo tanto, es muy común encontrar ancianos con criterios para la etapa II de la IRC. Si el paciente no tiene posibles enfermedades que atacan a los riñones, como la diabetes o la hipertensión, esta leve pérdida de la función renal no implica mayores problemas a medio/largo plazo.

En etapa II, el riñón todavía puede mantener sus funciones básicas, y la creatinina de la sangre está todavía muy cerca del rango normal; sin embargo, es importante tener en cuenta que estos pacientes están en riesgo de empeorar la función renal si se exponen, por ejemplo, a fármacos nefrotóxicos para como los antiinflamatorios no esteroideos o algunos contrastes para exámenes radiológicos.

En la etapa III, los pacientes presentan clearance de creatinina entre 30 y 59 ml/min y es conocida como insuficiencia renal crónica declarada, esta etapa puede a su vez subdividirse en III a y III b, en relación con si está acompañada o no de proteinuria de más de 30 mg/L pero menor de 300 mg/L o inclusive > 300 mg/L en fase III b. Dado que los valores de creatinina ya están por encima de los valores de referencia, las complicaciones tempranas de la enfermedad comienzan a desarrollarse. El riñón ya ha reducido su capacidad de producir la hormona eritropoyetina, que regula la producción de hematíes por la médula ósea, llevando a un cuadro de anemia normocítica normocrómica progresiva.

Otro problema que comienza a surgir es la lesión ósea. Pacientes con insuficiencia renal tienen una enfermedad llamada osteodistrofia renal, que se produce a través de la elevación de PTH y la caída en la producción de vitamina D, hormonas que controlan la cantidad y distribución de calcio en los huesos y la sangre. El resultado final es una desmineralización de los huesos, que empiezan a presentar manifestaciones de debilidad.

La etapa III es la fase en que pacientes deben iniciar el tratamiento y ser acompañados por un nefrólogo ya que, a partir de este punto, suele ser relativamente rápida la progresión de la insuficiencia renal si no hay tratamiento adecuado.

En **la etapa IV de IRC los** pacientes tienen *clearance* de creatinina entre 15 y 29 ml/min y/o proteinuria grave (> 300 mg/L).Esta es la fase prediálisis y el momento en que los síntomas comienzan a hacerse más notables evidentes acompañado de cambios sustanciales en las pruebas de laboratorio.

El paciente presenta niveles altos de fósforo y PTH, anemia establecida, trastornos del equilibrio ácido-básico, fundamentalmente acidosis, por incapacidad de los riñones para excretar la carga diaria de hidrogeniones como consecuencia de dificultad para la secreción de los mismos a nivel tubular, elevación del potasio en sangre, que también es expresión de la disfunción tubular, adelgazamiento y signos de desnutrición, empeoramiento de la hipertensión, debilitamiento óseo, aumento del riesgo de enfermedades del corazón, disminución de la libido, disminución del apetito, fatiga, etc.

Debido a la retención hídrica, el paciente puede no notar la pérdida de peso, y este puede mantenerse o inclusive aumentar a expensas de los grandes volúmenes de agua que no pueden ser excretados y como consecuencia, pueden aparecer pequeños edemas blandos, blancos, fríos y de fácil *Godet* en las extremidades inferiores así como empeoramiento adicional de la hipertensión arterial por la sobrecarga de volumen.

En esta etapa el paciente debe comenzar a prepararse para entrar en diálisis, con indicación de construcción de la fístula arteriovenosa.

En la IRC en etapa V los pacientes tienen *clearance* de creatinina inferior a 15 ml/min. Esto se denomina la fase de insuficiencia renal terminal o urémica. Por debajo de 15-10 ml/min el riñón ya no realiza las funciones básicas y el inicio de la diálisis está indicado. En este momento es que los pacientes comienzan a sentir los síntomas de la insuficiencia renal.

Aunque aún es posible la micción, el volumen de orina se reduce notablemente y el paciente comienza a desarrollar grandes edemas llegando incluso a la anasarca. La presión arterial está invariablemente alta y es de difícil manejo dada la sobrecarga de volumen sanguíneo, los niveles de potasio en sangre están lo suficientemente elevados como para causar arritmias cardíacas graves y muerte. El paciente ya adelgazó mucho y no puede comer bien, siente náuseas y vómitos, especialmente por la mañana. Se cansa fácilmente a expensas de la anemia que si no está siendo tratada, suele estar en niveles peligrosos.

Si la diálisis no es iniciada el cuadro avanza, y los que no llegan a la muerte por arritmias cardiacas pueden evolucionar con edema pulmonar o cambios mentales tales como desorientación, convulsiones e incluso coma. Al realizar ultrasonido de los riñones, éstos generalmente están atrofiados, con tamaños reducidos.

Algunos pacientes pueden llegar a la etapa V con pocos signos y síntomas. A pesar de la poca sintomatología, estos tienen numerosos cambios en las pruebas de laboratorio, y cuanto más tiempo se retrasa el inicio de la diálisis, peor serán las lesiones óseas, cardíacas, la desnutrición y el riesgo de arritmias malignas. Muchas veces, el primero y único síntoma de insuficiencia renal terminal es la muerte súbita que es consecuencia de inadecuado manejo del potasio.[10,11]

En la población general prevalece el criterio de que se puede identificar un riñón insuficiente por el dolor o por la disminución del volumen de orina. Nada más falso, pues el riñón presenta pocos receptores para el dolor (nociceptores) y el estímulo adecuado para los mismos es la dilatación que aparece en estadios tardíos a consecuencia de obstáculos al libre flujo de la orina o la distensión de la cápsula que lo envuelve en relación con procesos inflamatorios de diversa índole. Como en la mayoría de los casos de insuficiencia renal crónica nada de eso ocurre, el paciente puede muy bien descubrir que necesita de diálisis sin siquiera haber sentido dolor.

El volumen de orina tampoco es un buen indicador de la salud de los riñones. A diferencia de la insuficiencia renal aguda (IRA), en que la reducción de la producción de orina es un factor constante, en la insuficiencia renal crónica, como la pérdida de la función es lenta dada la eficacia de los mecanismos compensatorios antes descritos, la capacidad de eliminar agua permanece estable hasta fases bien avanzadas de la enfermedad, siendo notoria únicamente la disminución de la capacidad para concentrar la orina a consecuencia de la dificultad para crear un intersticio medular hiperosmolar, de hecho, la mayoría de los pacientes que necesitan entrar en diálisis aún orina por lo menos 1 litro al día.

La característica principal de la IRC es ser una enfermedad silenciosa y en la mayoría de los casos, inclusive en fases bien avanzadas de la enfermedad, no causa ningún síntoma o signo. Los pacientes con IRC en fases avanzadas pueden presentar anemia severa, aumento sostenido de los valores de la presión arterial y edemas. Cuando el riñón entra en fase terminal, sobreviene la uremia, clínicamente caracterizada trastornos digestivos, neurológicos, hematológicos, cardiovasculares, osteomioarticulares, respiratorios y dermatológicos, todos los cuales son consecuencia directa del la retención de azoados en sangre que lleva al acumulo de más de 20 sustancias con sus efectos deletéreos sobre varios sistemas de órganos.[11]

La insuficiencia renal crónica puede solo ser detectada tempranamente a través de pruebas de laboratorio. La prueba utilizada para este fin es la dosificación sanguínea de la urea y creatinina. La creatinina es el mejor marcador de la función renal. Cuando los riñones comienzan a perder la función, sus valores sanguíneos aumentan. Las pruebas de orina también son útiles, ya que es muy común que los pacientes con enfermedad renal presenten pérdidas de proteínas o sangrado en la orina. Las pruebas de laboratorio también permiten detectar tempranamente las complicaciones de la IRC, como grados iniciales de anemia, cambios de electrolitos (principalmente calcio, fósforo y potasio), alteraciones en los niveles de la PTH, de los valores de pH de la sangre, entre otros.[12]

El ultrasonido renal también es un examen importante, ya que muestra la morfología renal, que puede indicar si los riñones presentan signos de atrofia. Sin embargo, es importante tener en cuenta que una ecografía renal sin cambios no es suficiente para descartar la hipótesis de insuficiencia renal crónica.[12]

Dado que los síntomas del deterioro de la función renal son inespecíficos, a menudo, la enfermedad renal crónica se diagnostica como resultado del estudio de laboratorio o imagenológico en personas en las que se sabe que están en riesgo de problemas renales, tales como aquellos con hipertensión o diabetes o aquellos con antecedentes familiares de enfermedad renal crónica. La insuficiencia renal crónica también puede ser identificada cuando conduce a una de sus reconocidas complicaciones, como las enfermedades cardiovasculares, anemia o pericarditis.[12]

Se sabe que la principal causa de ERC es la diabetes mellitus (33% de los pacientes que ingresan a programa de Terapia de Reemplazo Renal), seguida de hipertensión arterial, glomerulonefritis crónica y Hepatitis B. Muchas otras enfermedades y afecciones pueden también dañar los riñones, como es el caso de los trastornos autoinmunitarios como lupus eritematoso sistémico y esclerodermia, anomalías congénitas renales como la poliquistosis renal, ciertos productos químicos tóxicos, lesión al riñón, pielonefritis y litiasis renal, problemas con las arterias que irrigan los riñones, medicamentos como analgésicos y fármacos para el cáncer, nefropatía por reflujo, entre otras. Sin embargo hay un 20% de los pacientes en diferentes estudios que se desconoce la etiología de la ERC.[13]

Se ha estimado que al menos 8 millones de estadounidenses tienen una velocidad de filtración glomerular (VFG) disminuida en grado leve a moderado (fases 3 y 4 con una VFG 30-59 y 15-29 mL/min/1,73 m^2 respectivamente). En Estados Unidos, se ha encontrado que la prevalencia de la enfermedad renal crónica abarca aproximadamente a un 13% de la población general, y que aumenta con la edad.[13]La prevalencia de una baja velocidad de filtración glomerular suele ser más baja entre mexicanos viviendo en los Estados Unidos que la población blanca.[14]

Esta enfermedad como muchas otras no está libre de complicaciones, según lo revisado en la literatura existe una clasificación para las complicaciones agudas presentada por la sociedad Mexicana de Medicina de Emergencia.[15]

La Enfermedad Renal Crónica (ERC) es una patología de alta prevalencia a nivel mundial afectando a más de 50 millones de personas (17% en > 20 años a nivel mundial) y más de 1 millón de ellos reciben terapia de reemplazo renal (TRR), lo cual constituye una importante causa de morbi-mortalidad y corte socio económico. [16,17]

En Estados Unidos según la *United States Renal Data System* (USRDS) 2014, el número de pacientes con enfermedad renal crónica terminal (ERCT) que requieren tratamiento sustitutivo renal ha aumentado 3 veces en las últimas 2 décadas, llegando a una incidencia de 334 pacientes por millón de habitantes[8]; y ha proyectado que en el año 2030, habrá aproximadamente 2,2 millones de pacientes que requerirán diálisis o trasplante.[18]

En Latinoamérica la prevalencia de ERCT ha crecido en 6.8% anualmente desde el 2003, según la información disponible de los 20 países miembros de la Sociedad Latinoamericana de Nefrología e Hipertensión.[18]

La evolución que ha tenido la prevalencia de la ERCT bajo tratamiento sustitutivo en Latinoamérica desde que comenzó a llevarse el registro latinoamericano de diálisis y trasplante renal, ha ido aumentando progresivamente, es así que para el año 2010 la prevalencia llegó a 630 por millón de población.[19]

En Chile, la prevalencia de la ERC en fases 3 y 4 es 5,7% y 0,2%, respectivamente.[13]En España el número de pacientes en diálisis a finales del año 2002 era de 6.620 con un incremento anual del 4%.[20] Algunos estudios preliminares en las áreas suburbanas de grandes ciudades españolas sitúan la prevalencia global en 99 pacientes con IRC por cada enfermo en diálisis.[21]

En Madrid 2013, Matarán y colaboradores indican que 14.19 % de pacientes que se sometieron a hemodiálisis tuvieron complicaciones, lo que supone una tasa de incidencia de 141,96 eventos adversos cada 1.000 diálisis. En cuanto a la gravedad el 97,5% de los eventos fueron clasificados como leves, frente al 1,8% y 0,7% que fueron considerados como moderados y graves respectivamente. Los motivos más frecuentes de eventos adversos son la hipotensión (55,4%), inadecuado tratamiento (20,3%), seguido coagulación (7,5%) e infección (2,5%). Las colitis isquémicas son una patología en aumento en cuanto a su incidencia en los pacientes en hemodiálisis.[22,23]

En Cusco 2012, Quispe y colaboradores demostraron que el 14.4% pacientes que acudieron a sesiones de HD presentaron complicaciones como: hipotensión 7.4%, cefalea 1.7%, calambres 1.1%, falta de flujo 0,9%, precordalgía 0.5%, sangrado del acceso vascular 0.4% y escalofríos 0.3 %. Los antecedentes médicos fueron hipertensión arterial (HTA) 64.3%, diabetes mellitus 25%, glomerulonefritis crónica 16,1%, hepatitis B 12.5%.Las patologías asociadas más frecuentes fueron: anemia crónica 62.5%, HTA no controlada 48.2%, HTA controlada 33.9%, osteodistrofia renal

26.8%, diarrea 25%, diabetes mellitus 25%, gastritis 21.4%, neumonía 17.9%, ansiedad 17.9%.[24]

Centroamérica ha presentado durante las últimas dos décadas un desconcertante aumento de la ERC, causante de miles de muertes. De acuerdo a los datos disponibles, las tasas de mortalidad específica por insuficiencia renal crónica, en la Región (y superiores a 10 muertes por 100.000) corresponden en orden decreciente a Nicaragua (42,8), El Salvador (41,9), Perú (19,1), Guatemala (13,6) y Panamá (12,3). Canadá y Cuba han notificado las tasas más bajas de mortalidad de la Región. Así, en Nicaragua y El Salvador la mortalidad fue 17 veces mayor, comparado con Cuba; la tasa correspondiente a hombres triplicó la de las mujeres. [25,26]

En Chile, el número de pacientes en hemodiálisis, que es una terapia de alto costo, ha experimentado un crecimiento mayor a 30 veces en los últimos treinta años, alcanzando actualmente una prevalencia de 857 pacientes por millón de habitantes.[27] Estos pacientes emergen de una población mucho mayor con enfermedad renal crónica (ERC), cuya prevalencia se estima en 10% .3 Durante su evolución, habitualmente silenciosa, y de muchos años, el paciente con ERC tiene mayor riesgo de mortalidad cardiovascular que de progresar a falla renal terminal .[15,16]

En nuestro país uno de los problemas que enfrenta la nefrología de esta época es el incremento de pacientes con insuficiencia renal terminal que requiere de terapia sustitutiva renal para sobrevivir. Desde los primeros momentos del triunfo de la Revolución Cubana se ha prestado interés al desarrollo de la salud para el bienestar del pueblo cubano y elevar así la calidad de vida de nuestra sociedad. Fue creado un programa que formó parte de la batalla de ideas para dar solución a los problemas de salud que afectan a la rama de la Nefrología y en especial a aquellas personas que necesitaban de la terapia sustitutiva renal.

En Cuba la incidencia de la enfermedad renal crónica se ha triplicado en los últimos 20 años. Esto se debe al envejecimiento poblacional y el incremento de la incidencia de la Diabetes Mellitus y la Hipertensión arterial. En el año 2017 se reportaron 99694 defunciones, 3364 más que en el 2016 a expensas, fundamentalmente de fallecidos de 65 años y más de edad. La tasa de mortalidad general es de 8.9 defunciones por cada 1000 habitantes. Según clasificación en tres grandes grupos de causa de muerte, la tasa de mortalidad por enfermedades crónicas no trasmisibles es la más elevada, siendo las Enfermedades Glomerulares y Renales una de las primeras 35 causas de mortalidad.

En Villa Clara la mortalidad por Enfermedades Glomerulares y Renales se comportó con un total de 740 defunciones de ambos sexos en el año 2016 y 882 defunciones en el 2017, observándose un incremento de muertes por estas patologías de un año a otro.[28]

El municipio de Sagua La Grande cuenta con una Sala de Nefrología y un servicio de Hemodiálisis. Se brinda asistencia médica a un total de 152 pacientes con afecciones glomerulares y renales por consulta, en el periodo comprendido entre enero del 2018 y abril de 2019, realizándose un total de 6200 hemodiálisis en ese mismo periodo de tiempo a 62 pacientes que periódicamente reciben este tratamiento sustitutivo renal. [29]

A pesar de los grandes avances conseguidos en los últimos años, la hemodiálisis no restituye todas las funciones fisiológicas del riñón y, además, el mismo procedimiento dialítico es fuente de nuevas complicaciones. Por otra parte, el tratamiento crónico con hemodiálisis ha dado lugar a la aparición de un nuevo espectro de enfermedades que se deben claramente al procedimiento de la diálisis o al tiempo de evolución de la insuficiencia renal entre ellas destacan la Amiloidosis por β2 -micro globulina, la intoxicación por aluminio o la enfermedad quística adquirida.[30]

Debido a la gravedad y al prolongado tratamiento de esta enfermedad es de vital importancia que el personal médico y de enfermería conozca las complicaciones más frecuentes del proceder hemodialítico y las conductas a seguir ante las mismas. A esto se une el hecho de que en el municipio de Sagua la Grande carece de investigaciones que aborden esta problemática en grupos específicos como lo son los adultos mayores, quienes por sus propias características, mostraran comportamientos diferentes. Por esta razón los autores del presente trabajo se motivaron a realizar una investigación que aborde las complicaciones más frecuentes de los pacientes con insuficiencia renal crónica terminal sometidos a hemodiálisis regular en el Hospital docente "Mártires del 9 de Abril" en el periodo comprendido entre enero del 2018 y abril de 2019.

Problema Científico:

¿Cuáles son las complicaciones más frecuentes de los pacientes con Insuficiencia Renal Crónica Terminal sometidos a hemodiálisis regular en el Hospital docente "Mártires del 9 de Abril" en el periodo comprendido entre enero del 2018 y abril de 2019?

Hipótesis

Las complicaciones cardiovasculares son las más frecuentes en pacientes que se someten a hemodiálisis regular en el Hospital docente "Mártires del 9 de Abril" en el periodo de enero 2018-abril 2019.

Objetivos

Objetivo General

- Describir las complicaciones que se presentaron con mayor frecuencia en pacientes sometidos a hemodiálisis regular en el Hospital docente "Mártires del 9 de Abril" en el periodo de enero 2018 y abril 2019.

Objetivos Específicos

- Caracterizar los pacientes en estudio de acuerdo al sexo, edad, peso actual y tiempo en hemodiálisis
- Identificar las complicaciones más frecuentes.
- Identificar los antecedentes médicos.
- Caracterizar el tipo de acceso vascular, infecciones concurrentes y otras patologías asociadas con la presentación de complicaciones.

Diseño Metodológico

Se realizó un estudio observacional descriptivo de corte transversal de las complicaciones más frecuentes en pacientes con enfermedad renal crónica terminal sometidos a hemodiálisis en el Hospital Docente ¨ Mártires del 9 de Abril ¨ de Sagua, en el período comprendido entre enero del 2018 y abril de 2019.

La población de estudio estuvo comprendida por 62 pacientes con el diagnóstico de Enfermedad Renal Crónica Terminal sometidos a hemodiálisis en dicho servicio en el periodo antes señalado. Se trabajó con la totalidad del universo por lo que no se seleccionó muestra.

Al inicio de la sesión dialítica se registró el peso en kilogramos (Kg) para lo que se utilizó una balanza digital calibrada KERN mpe profesional, donde se situó a los individuos, descalzos, mirando al frente y con los brazos sueltos a ambos lados del cuerpo.

Los métodos del nivel teórico están presentes en diferentes momentos de la investigación, desde su concepción hasta el análisis de los resultados.

Estos fueron:

- Analítico-Sintético: Se utilizó durante toda la investigación analizando los resultados de los instrumentos aplicados y sintetizándolos en conclusiones.

- Inductivo-deductivo: Se utilizó durante toda la investigación para ir desde las características generales del Programa de Atención a pacientes con Enfermedad Renal Crónica Terminal hasta sus particulares

- Histórico-lógico: Permitió el seguimiento de la secuencia de los hechos, sistematizar antecedentes y establecer leyes y principios. Se empleó en primer lugar el análisis de los antecedentes de la Enfermedad Renal Crónica Terminal hasta sus particulares se caracterizaron los pacientes teniendo en cuenta variables demográficas

□ Lógico-práctico: Se utilizó durante toda la investigación para determinar el rumbo de la misma que va, desde la definición del problema, la elaboración de escalas e instrumentos de medición hasta la confección del informe final.

Entre los métodos empíricos que se utilizaron se encuentran los siguientes:

Revisión de documentos:

- Historias clínicas individuales de los pacientes con el diagnóstico de Enfermedad Renal Crónica Terminal sometidos a tratamiento hemodialitico regular.

Aspectos éticos:

Se solicitó el consentimiento informado de la dirección del hospital a través del Jefe de servicio de Nefrología para la revisión de las historias clínicas disponibles en el Departamento de Archivo (Anexo 2).

En todos los momentos de la investigación se cumplió con los principios de la Bioética, siguiendo los acuerdos establecidos en la Declaración de Helsinki, correspondiente a la 52 Asamblea Médica Mundial celebrada en Edimburgo/ Escocia.

Para dar salida a los objetivos propuestos se evaluaron las variables siguientes:

Variables	Clasificación	Definición	Escala de Medición
Grupo de edades	Cuantitativa discreta	Periodo de tiempo transcurrido desde el nacimiento hasta el momento en el que se estima la existencia de una persona	13 – 20 años 21- 30 años 31 -40 años 41 -50 años

			51 -60 años 61 -70 años 71 -80 años >80 años
Sexo	Cualitativa Nominal	Diferenciación por género en la raza humana.	Femenino Masculino
Raza	Cualitativa Nominal	Persona que comparte ciertas características sociales. Calidad de origen, linaje	Blanca Negra Mestizo
Procedencia	Cualitativa Nominal	Lugar en el que reside el paciente en el momento del estudio	Sagua la Grande Cifuentes Corralillo Quemado de Güines Encrucijada
Peso	Cuantitativo discreto	Cantidad de Kilogramos que pesan los pacientes previos a la realización de la Hemodiálisis a través de balanza y	< 30 Kg 30 -39 Kg 40 -59 Kg 60 -79 Kg

		utilizando el sistema métrico internacional	80 -99 Kg >100 Kg
Presión Arterial	Cuantitativa discreta	Niveles de presión diastólica y sistólica medidas a los pacientes a través de un esfigmomanómetro y según la Sociedad Europea de Hipertensión arterial y la Sociedad Europea de Cardiología (ESH – ESC) 2007	Optima: <120/<80 Normal: 120-129/80-84 Normal Alta: 130-139/ 85-89 Grado 1(leve): 140-149/90-99 Grado 2 (moderada): 160-179/100-109 Grado 3 (Severa): >180/>110 HTA Sistólica Aislada: >140/<90
Vías de acceso	Cualitativa Nominal	Lugar por donde se accede al tratamiento renal sustitutivo o Hemodiálisis	Fistula arterio venosa Catéter venoso central
Enfermedad de Base o Causal	Cualitativa Nominal	Aquella patología que dio lugar a otra condición o Enfermedad	Nefropatía Diabética Nefropatía Obstructiva

		(Enfermedad Renal Crónica)	Nefroangioesclerosis HTA Desconocido Riñones poli quísticos Glomerulopatia Amiloidosis
Complicaciones	Cualitativa Nominal	Efectos Adversos presentados por el paciente durante la sección de Hemodiálisis que son atribuidos a la misma	Hipotensión Hipertensión Síndrome de desequilibrio Hemorragias Infecciones secundarias a acceso vascular Hipoxemia Hipoglicemia hiperglicemia Hemolisis Arritmias cardiacas Calambres

			musculares Nauseas Fiebre Vómitos
Tiempo de duración de la hemodiálisis	Cuantitativa discreta	Espacio de duración que demora el proceder medico	2- 3 horas 3:30-4 horas
Estado al Egreso hospitalario	Cualitativa Nominal	Condición que presenta el paciente al cierre de la historia clínica por la enfermedad actual.	Vivo Fallecido

Los datos recopilados fueron introducidos en una hoja de cálculo de Microsoft Excel y luego procesados estadísticamente mediante el paquete SPSS versión 15.0 para Windows, a través del mismo se elaboraron tablas que posibilitaron la adecuada interpretación de la información acopiada.

Resultados

Tabla 1. Grupos de edad según sexo. Hospital "Mártires del 9 de Abril". Sagua la Grande. Periodo comprendido de Enero del 2018 y Abril de 2019.

Grupo de Edades (años)	Sexo				Total	
	masculino		femenino			
	#	%	#	%	#	%
13- 20 años	0	0%	0	0%	0	0%
21- 30 años	2	3%	1	2%	3	4.8%
31- 40 años	6	10%	1	2%	7	11.2%
41- 50 años	8	13%	3	4%	11	17.7%
51- 60 años	8	13%	3	4%	11	17.7%
61- 70 años	6	10%	7	11%	13	20.9%
71- 80 años	3	5%	6	10%	9	14.5%
>80 años	6	10%	2	3%	8	12.9%
Total	39	64%	23	36%	62	100%

Fuente: Formulario de recogida del dato primario.

Al caracterizar la muestra en estudio según edad y sexo (Tabla 1), resultó predominante el sexo masculino (39 pacientes para un 64%), resultando los grupos de edad más frecuentes aquellos con edades entre 61 a 70 años (13 pacientes para un

20,9%) y el grupo de 41 a 50 y 51 a 60 años (con 8 pacientes cada una para un 17.7%), obteniendo similar resultado en cada sexo.

Tabla 2. Color de la piel según sexo Hospital "Mártires del 9 de Abril". Sagua la Grande. Periodo comprendido de Enero del 2018 y Abril de 2019.

Color de la Piel	**Sexo**				**Total**	
	femenino		masculino			
	#	%	#	%	#	%
Blanca	19	31%	25	40%	44	71%
Negra	4	6%.	13	21%	17	27%
Mestizo	0	0%	1	2%	1	2%
Total	23	37%	39	63%	62	100%

Fuente: Formulario de recogida del dato primario.

Según el color de la piel (Tabla 2), se encontró predominio de blancos (71.0%), lo que se correspondió con el 31% de las mujeres y el 40% de los hombres, a estos siguieron los negros (27**%)** dado por el 6% de las mujeres y el 21% de los hombres. Por su parte los mestizos fue solo 1 paciente (2%) perteneciente al sexo masculino. La gran similitud de porcentajes de color de la piel entre ambos sexos quedó estadísticamente demostrada al no obtenerse diferencias significativas entre los sexos según color de la piel.

Tabla 3. Procedencia de pacientes sometidos a Hemodiálisis del Hospital "Mártires del 9 de abril". Sagua la Grande Periodo comprendido de Enero del 2018 y abril de 2019.

Procedencia	**Sexo**				**Total**	
	Femenino		Masculino			
	#	%	#	%	#	%
Sagua la Grande	14	22%	22	36%	36	58%
Quemado	1	2%	3	4%	4	6%
Rancho Veloz	0	0%	1	2%	1	2%
Corralillo	3	5%	2	3%	5	8%
Encrucijada	3	5%	7	11%	10	16%
Cifuentes	2	3%	4	6%	6	10%
Total	23	37%	39	63%	62	100%

Fuente: Formulario de recogida del dato primario

Con respecto a la procedencia (Tabla 3), el Hospital provincial general "Mártires del 9 de Abril" presta sus servicios a las comunidades de los municipios de Corralillo, Quemado de Güines, Sagua la Grande, Encrucijada y Cifuentes. Este último solicita servicios médicos indistintamente en dicho hospital, así como en los hospitales de Santa Clara, dada la disponibilidad de transporte y la equidistancia de los centros de salud, de ahí que no se atienden todos los pacientes con esta patología en este municipio.

Tabla 4. Peso de los pacientes sometidos a Hemodiálisis del Hospital "Mártires del 9 de abril". Sagua la Grande Periodo comprendido de Enero del 2018 y abril de 2019.

Intervalo	**Peso (en kg)**	
	Cantidad	%
<30 Kg	0	0%
30- 39 Kg	1	2
40- 59 Kg	25	40
60- 79 Kg	33	53
80- 99Kg	2	3
>100 Kg	1	2
Total	62	100%

Fuente: Formulario de recogida del dato primario

Con respecto al peso (Tabla 4) se registró la medición en Kilogramos de todos los pacientes sometidos a hemodiálisis, 33 pacientes oscilaron entre 60 y 79 Kg (para un 53%), seguido de 25 pacientes entre los 40 y 59 Kg (para un 40%).

Tabla 5. Presión Arterial de los Pacientes sometidos a Hemodiálisis del Hospital "Mártires del 9 de abril". Sagua la Grande Periodo comprendido de Enero del 2018 y abril de 2019.

Presión Arterial	**Pacientes**	
	Cantidad	%
Óptima	4	6
Normal	10	17
Normal Alta	13	21
HTA Grado 1	30	48
HTA Grado 2	3	5
HTA Grado 3	2	3
Total	62	100%

Fuente: datos recogidos de las Historias Clínicas

Con respecto a la presión arterial (Tabla 5) de los pacientes sometidos a hemodiálisis del Hospital Docente "Mártires del 9 de Abril "antes de realizarse el proceder se registró que de la muestra, presentaron HTA Grado 1 un total de 30 pacientes (para un 53%), seguido de presión normal alta un total de 25 pacientes (para un 40%). Solo 4 pacientes de la muestra presentaron presión arterial óptima (para un 6%).

Tabla 6. Enfermedades de base que provocaron la Enfermedad Renal Crónica Terminal en pacientes sometidos a hemodiálisis del Hospital "Mártires del 9 de Abril". Sagua la Grande. Periodo comprendido de Enero del 2018 y abril de 2019.

Enfermedad de base que provoco la Enfermedad Renal Crónica Terminal	Frecuencia	%
Nefropatía Diabética	14	23%
Nefropatía Obstructiva	2	3%
Nefroangioesclerosis	8	13%
Hipertensión arterial	16	26%
Riñones poli quísticos	8	13%
Glomerulopatia	1	2%
Síndrome Nefrótico	1	2%
Desconocido	4	6%

Fuente: Formulario de recogida del dato primario

Con relación a las causas (Tabla 6) que provocaron la Enfermedad Renal Crónica Terminal en pacientes sometidos a hemodiálisis del Hospital "Mártires del 9 de Abril" de Sagua la Grande en el Periodo comprendido de Enero del 2018 y abril de 2019, se apreció que la hipertensión arterial fue la causa más frecuente afectando a 16 pacientes de la muestra (para un 26%), seguida de la nefropatía diabética que afecto a 14 pacientes (para un 23%). La nefroangioesclerosis y riñones poliquísticos se comportaron ambas de igual manera afectando 8 pacientes (para un 13%).

Tabla 7. Comportamiento de las complicaciones más frecuentes en pacientes con Enfermedad Renal Crónica sometidos a hemodiálisis del Hospital Docente "Mártires del 9 de Abril". Sagua la Grande. Periodo comprendido de Enero del 2018 y abril de 2019.

Complicaciones durante el proceder de Hemodiálisis	Frecuencia	%
Hipotensión	15	24%
Hipertensión	5	8%
Hipoglicemia	3	5%
Hiperglicemia	3	5%
nauseas	6	10%
Vómitos	2	3%
Infecciones secundarias a acceso vascular	3	5%
Hemorragias	1	2%
Calambres musculares	10	16%
Síndrome de desequilibrio	1	2%
fiebre	3	5%

Fuente: datos recolectados en historia clínica

Con respecto a las complicaciones más frecuentes durante la hemodiálisis (tabla 7) en pacientes con Enfermedad Renal Crónica del Hospital Docente "Mártires del 9 de Abril".

Sagua la Grande. Periodo comprendido de Enero del 2018 y abril de 2019 se corroboro que la hipotensión fue la más significativa ,puesto que se presentó en 15 pacientes para un 24%, seguido de esta , los calambres musculares se presentaron en 10 pacientes para un 16% y las náuseas en 6 pacientes de la muestra para un 10% respectivamente.

Tabla 8. Relación entre tiempo de inicio de tratamiento de sustitución renal según el sexo de los pacientes con Enfermedad Renal Crónica del Hospital Docente "Mártires del 9 de Abril". Sagua la Grande. Periodo comprendido de Enero del 2018 y abril de 2019.

Tiempo de inicio de tratamiento	**pacientes**				**total**	
	masculino		femenino			
	#	%	#	%	#	%
<de 1año	9	15%	5	8%	14	23%
1 - 3años	14	23%	**7**	11%	21	34%
4 – 6 años	7	11%	4	7%	11	17%
7 – 10 años	5	8%	5	8%	10	16
>de 10 años	4	6%	2	3%	6	10%
total	39	63%	23	37%	62	100%

Fuente: datos recogidos de la historia clínica

Con relación al tiempo de inicio de hemodiálisis y el sexo de los pacientes se aprecia que 21 pacientes de ambos sexos comenzó el tratamiento hemodialítico en el periodo comprendido de 1 -3 años (14 masculinos y 7 femeninos) representando un 34% de la muestra, 14 pacientes estuvo enmarcado en el periodo menor de 1 año (9 masculinos y 5 femeninos) representando un 23% de la muestra y 11 pacientes en el periodo de 4 a 6 años (7 masculinos y 4 femeninos) para un 17%.

Tabla 9. Relación entre las complicaciones durante la hemodiálisis, el tiempo de duración y la vía de acceso de la misma de los pacientes con Enfermedad Renal Crónica del Hospital Docente "Mártires del 9 de Abril". Sagua la Grande. Periodo comprendido de Enero del 2018 y abril de 2019.

Complicaciones	**Vía de acceso**				**total**		**Tiempo de duración de hemodiálisis**				**total**	
	Fistula arterio venosa n=50 fistulas		Catéter venoso central n=12 catéter				De 2 a 3 horas n=20 pacientes		De 3:30 a 4 horas n=42 pacientes			
	#	%	#	%	#	%	#	%	#	%	#	%
Hipotensión	8	13%	7	11%	15	24%	6		9		15	24%
Hipertensión	3	5%	2	3%	5	8%	4	6%	1	2%	5	8%
Síndrome de desequilibrio	-	-	1	2%	1	2%	-	-	1		1	2%
Nauseas	2	3%	4	6%	6	9%	4	6%	2	3%	6	9%
Vómitos	1	2%	1	2%	2	4%	1	2%	1	2%	2	4%
Hemorragias	1	2%			1	2%	-	-	1	2%	1	2%
Infecciones			3	5%	3	5%	3	5%	-	-	3	5%

secundarias a acceso vascular											
Hiperglicemia	1	2%	2	3%	3	5%	1	2%	2	3%	3	5%
Hipoglicemia	2	3%	1	2%	3	5%	2	3%	1	2%	3	5%
Fiebre	1	2%	2	3%	3	5%	1	2%	2	3%	3	5%

Fuente: datos recogidos en la historia clínica

En los datos que se ilustran en la tabla 9 se aprecia la relación entre las complicaciones, la vía de acceso de la hemodiálisis y el tiempo de duración de la misma, nótese que se presentaron complicaciones sin importar la vía de acceso utilizada (catéter venoso central o fistula arteriovenosa), siendo la complicación de más incidencia la hipotensión presentada en un 24% indistintamente. Con relación al tiempo de duración de la hemodiálisis no se aprecia nada significativo puesto que de igual manera las complicaciones estuvieron presentes sin importar si el tiempo era corto (2 a 3 horas) o prolongado (de 3:30 a 4 horas).

Tabla 10. Complicaciones durante la hemodiálisis y Enfermedades asociadas según el estado al egreso de los pacientes con Enfermedad Renal Crónica del Hospital Docente "Mártires del 9 de Abril". Sagua la Grande. Periodo comprendido de Enero del 2018 y abril de 2019.

Complicaciones durante la hemodiálisis y Enfermedades asociadas	**Estado al Egreso**				**total**	
	Vivos n=41pacientes		Fallecidos n=21 pacientes			
	#	%	#	%	#	%
Hipotensión arterial	8	13%	7	11%	15	24%
Síndrome de Desequilibrios	-	-	1	2%	1	2%
hipoglicemia	3	5%	-	-	3	5%
hiperglicemia	12	19%	4	6%	16	25%
Bronconeumonía	2	3%	8	13%	10	16%
Derrame pleural	2	3%	6	10%	8	13%
Arritmias cardiacas	6	10%	12	19%	18	29%
Trombo embolismo pulmonar	-	-	6	10%	6	10%
Sepsis Intravascular	1	2%	2	3%	3	4%
Calambres musculares	10	16%	-	-	10	16%
Nefropatía vascular	8	13%	-	-	8	13%
Cardiopatía Isquémica	2	3%	2	3%	4	6%
Anemia	7	11%	10	16%	17	27%

Fuente: datos recogidos de historias clínicas y Departamento de estadística del Hospital

Con respecto a las complicaciones y enfermedades asociadas (tabla 10) según el estado al egreso de los pacientes con Enfermedad Renal Crónica del Hospital Docente

"Mártires del 9 de Abril". Sagua la Grande en el Periodo comprendido de Enero del 2018 y abril de 2019 se comporta con un predominio de ser las arritmias cardiacas las que más incidieron sobre estos pacientes con una frecuencia de un 29% de la muestra y provoco la muerte de 12 pacientes (para un 19%), seguida se encuentra la anemia bastante frecuentes en estos pacientes con una incidencia de 27% de la muestra, 7 pacientes vivos (para un 11%) y 10 pacientes fallecidos (para un 16%) y la hiperglicemia con una incidencia de un 25%,12 pacientes vivos (para un 19%) y 4 pacientes fallecidos (para un 6%).

Discusión

La enfermedad renal crónica terminal es un problema de salud con un alto impacto social y económico a nivel mundial, porque afecta a un gran número de personas funcional y laboralmente activas, genera incapacidades y secuelas y tiene costos elevados para el sistema nacional de salud debido al uso de la Hemodiálisis que ha sido la técnica más extendida durante años y utiliza dializadores de baja permeabilidad (celulósicos) y superficie media (1,2-1,6 m2), flujos de sangre entre 200 y 300ml/min, flujo de líquido de diálisis a 500 ml/min y acetato o bicarbonato como alcalinizantes.[31] Durante el periodo comprendido de enero del 2018 y abril de 2019 en el Hospital "Mártires del 9 de Abril" de Sagua la Grande, se recopilaron 62 historias clínicas de casos con diagnóstico de enfermedad renal crónica terminal, donde el sexo predominante fue el masculino resultando los grupos de las edades más frecuentes aquellos entre 61 -70 años lo cual coincide con otras bibliografías donde se destaca que la raza blanca, en general, tiene mayor mortalidad que la negra. Y el porcentaje de pacientes de raza blanca trasplantados es mayor, lo cual dejaría en diálisis a aquellos de peor pronóstico, las diferencias persisten aun cuando se corrigen para estas variables.[32]

El estudio actual se corresponde con que la mayoría de pacientes pertenecieron al sexo masculino descrito ya por Tobo, Martínez [33], Trujillo, Vigoa y colaboradores [34]. En

Colombia la publicación de Henao y colaboradores nos ilustra sobre las cifras del grupo del Hospital San Vicente y la Universidad de Antioquia de Medellín. En este trabajo se incluyen 715 pacientes admitidos al programa de hemodiálisis entre 1980 y 1992 donde la edad promedio fue de 37 años, 63% pertenecían al sexo masculino y sólo1% era de raza negra.[35].

En otros estudios el 66.1% de pacientes tuvieron entre 50 y 70 años, que se corresponde con este estudio y está acorde con la bibliografía consultada.[35,36] Por tanto, se infiere que la edad constituye un importante factor de riesgo sobre la morbimortalidad de los pacientes en hemodiálisis, es más frecuente en adultos mayores y su prevalencia se incrementa simultáneamente con la edad, siendo un grupo vulnerable a sufrir este tipo de patología.[37]

En cuanto a la procedencia de los pacientes el municipio más afectado es el de Sagua la Grande con un total de 36 pacientes sometidos a hemodiálisis y una tasa de incidencia, de 7,2 x 10000 habitantes., teniendo en cuenta la población declarada en el Anuario Estadístico de Villa Clara publicado en el 2017. No coincide con otras bibliografías porque no existen investigaciones recientes de esta localidad.

En lo referente a las cifras de presión arterial registradas antes de realizarse el procedimiento de hemodiálisis presentaron HTA Grado 1 (140- 159/90 -99) un total de 30 pacientes, seguido de presión normal alta (130-139/85-89) un total de 25 pacientes. Solo 4 pacientes de la muestra presentaron presión arterial óptima (<120/<80). En otros estudios la media de la presión arterial previa a la hemodiálisis estuvo dentro de límites aceptables (147/78), pero menor al hallado por Trujillo, Vigoa y colaboradores (160/95) [34], que si tiene valores similares al detectado en los pacientes del actual estudio.

Fue registrado el peso al inicio del plan de tratamiento hemodialítico oscilando la mayoría de los pacientes del hospital entre 60 y 79 Kg pero no se constata el peso después de las secciones hemodialíticas porque no existe una fuente de datos confiable por lo tanto es imposible discernir si existió o no aumento del peso después de las mismas.

En esta investigación se apreció que la hipertensión arterial fue la causa que provoco la enfermedad renal crónica al mayor número de pacientes que formaron parte del estudio, seguida de la nefropatía diabética. La Nefroangioesclerosis y riñones poli quísticos se comportaron ambas de igual manera afectando y en menor incidencia. Según la bibliografía es conveniente distinguir entre aquellos procesos capaces de causar lesión renal con posterior evolución a ERC y los procesos que actúan independientemente de la enfermedad inicial y contribuyen a la progresión de la enfermedad, tales como diabetes, hipertensión arterial, entre otras.[38,39] .

Según lo descrito por Trujillo, Vigoa y colaboradores, la principal causa de IRCT fue la Nefroangioesclerosis hipertensiva, seguida de la nefropatía diabética, glomerulonefritis crónica y uropatía obstructiva,[34] hallazgo semejante a este estudio, pero difieren de las estadísticas halladas de salud 2001,[40] que indican a la glomerulonefritis crónica como la primera causa. Otros estudios indican a la diabetes como primera causa.[41] Estas divergencias se deben probablemente a la mayor captación de pacientes hipertensos y a que la población por ser pequeña varía con el movimiento de los pacientes.

Con respecto a las complicaciones el estudio corroboró que la hipotensión fue la más significativa, puesto que se presentó en 15 pacientes, seguido de esta, los calambres musculares se presentaron en 10 pacientes y las náuseas en 6.

Según la bibliografía, las complicaciones agudas debidas a fallos técnicos, que en los inicios de la hemodiálisis hace 40 años eran muy frecuentes, hoy día son excepcionales. No obstante, éstas se siguen produciendo, aunque ahora se deben a un efecto sinérgico entre las condiciones comórbidas de los enfermos y los factores y mecanismos inherentes al mismo procedimiento dialítico. Entre ellas destacan por su frecuencia la hipoxemia, la hipotensión arterial, las náuseas los calambres musculares y los vómitos. Otras menos frecuentes pero más serias son el síndrome de desequilibrio, las reacciones de hipersensibilidad, arritmias, hemorragias, hemólisis y embolismo aéreo.

Estos hallazgos se corresponden con el estudio realizado puesto que se detectaron la hipotensión, las náuseas y los calambres musculares dentro de las más afectaron a los pacientes.[42] La hipotensión es el problema más llamativo por su frecuencia y manifestaciones clínicas que se produce durante las sesiones de hemodiálisis. En los años setenta se presentaba hasta en el 24,3% de todos los tratamientos. Éstos se realizaban generalmente sin control de ultrafiltración y con acetato en el líquido de diálisis. Actualmente, y a pesar de los numerosos avances técnicos y médicos, esta cifra sigue estimándose en un 20-33%, sin duda debido a que la edad media de la población actual en hemodiálisis es mucho mayor (60años) que hace dos décadas (39 años) y con patologías asociadas más graves, como son las cardiovasculares.[42]

Los episodios de sangrado según bibliografía son frecuentes durante las sesiones de hemodiálisis. Esto es debido a que a la disfunción plaquetaria del paciente urémico se une el uso de anticoagulantes; además, la interacción entre la sangre y la membrana de diálisis puede producir trombocitopenia. Afortunadamente, los más frecuentes son los menos graves y consisten en epistaxis, sangrado gingival y en el sitio de la punción. Pocas veces hay hemorragias importantes a nivel gastrointestinal, retroperitoneal, pericárdico o intracraneal y muchas veces reflejan patología subyacente.[42] El estudio no concuerda con la bibliografía porque no se reportó ningún caso entre los pacientes. Según bibliografía entre un 6-76% de los pacientes presentan arritmias supra ventriculares o ventriculares durante la hemodiálisis o entre estos tratamientos. Durante la hemodiálisis, las rápidas fluctuaciones hemodinámicas y de la concentración de los electrólitos en pacientes de alto riesgo (edad avanzada, disfunción miocárdica e hipertrofia del ventrículo izquierdo) provocan estas arritmias. El potasio ha sido el ion más investigado, obteniéndose resultados contradictorios.[42]

En este estudio las arritmias fueron una de las complicaciones o enfermedades asociadas por lo tanto coincide con la literatura. Los pacientes mantenidos en tratamiento hemodialítico tienen riesgo de padecer arritmias cardiacas durante la HD por varias razones. La depleción de volumen y las alteraciones electrolíticas en plasma por el intercambio con el líquido de diálisis van a ocasionar a veces cambios en el equilibrio acido – base y electrolítico bruscos, que pueden originar arritmias, especialmente en pacientes que toman digital, en los cuales la hipopotasemia y, en menor medida, la alcalosis van a precipitar estas arritmias. También pueden presentarse en pacientes sin digitalizar, debido a isquemia miocárdica (isquemias, hipertensión arterial con leve hipertrofia ventricular) por la posibilidad de que la provoque aumento del consumo de oxigeno miocárdico (taquicardia) y ese consumo tenga limitaciones como en anemia o hipoxemia, condicionando alteraciones del ritmo.[43]

Conclusiones

1. En el periodo de enero del 2018 y abril de 2019, entre los 62 pacientes con enfermedad renal crónica sometidos a hemodiálisis del hospital "Mártires del 9 de Abril" predominó el sexo masculino, raza blanca y las edades comprendidas entre 60-79 años, en su mayoría procedentes del propio municipio sagüero.

2. Dentro de los factores de riesgo o patologías que provocaron la enfermedad renal crónica terminal las más frecuentes fueron la hipertensión arterial y la nefropatía diabética.

3. Lo más frecuente fue encontrar pacientes sin complicaciones durante el proceder de hemodiálisis, pero dentro de éstas, la hipotensión fue la más significativa, seguida de los calambres musculares y las nauseas

4. El tiempo de duración de la hemodiálisis y las vías de acceso no influyo en la posible aparición de complicaciones

5. Los resultados del análisis con respecto al estado al egreso muestran que los únicos resultados significativos se establecieron con la aparición de complicaciones , destacándose las arritmias cardiacas , la anemia y la hiperglicemia comprometiendo la vida de gran parte de la muestra (un 33%).

Bibliografía

1.Koeppen BM, Stanton BA. Homeostasis of body fluids. En: Koeppen BM, Stanton BA, editor. Berne & Levy Physiology [Internet]. 6ta ed. Philadelphia: Mosby Elsevier; 2010. p. 20-33. Disponible en: https://www.clinicalkey.es/#!/content/book/3-s2.0-B97803230736225

2. Vales L. Sistema Nervioso Autónomo. En: Permuy MSL, editor. Manual de bases biológicas del comportamiento humano [Internet]. ed.: Unidad de Comunicación de la Universidad de la República de Uruguay; 2012. p. 145-50. Disponible en: https://www.researchgate.net/publication/313160220

3. Perkowska-Ptasinska A, Bartczak A, Wagrowska-Danilewicz M, Halon A, Okon K, Wozniak A, y colaboradores. Clinicopathologic correlations of renal pathology in the adult population of Poland. Nephrol Dial Transplant 2017; 32(Suppl. 2): ii209-8.

4. Ross M, Kaye G, Paulina W, editors. Histología. Texto y Atlas Color con Biología Celular y Molecular. 7ma ed. Buenos Aires: Editorial Médica Panamericana; 2015. Disponible en: http://gabeents.com/histologia-texto-y-atlas-color-con-biologia-celular-y-molecularde-ross-y-pawlina-7-edicion/

5. Renal Funtion and Micturition. En Barret KE. Ganong´ s Review of medical Phisiology. 24 ed. México: Mc Graw-Hill; 2012.p.1051-92.

6. Sociedad española de Nefrología y colaboradores; Documento de Consenso sobre la Enfermedad Renal Crónica, España, 27 de Noviembre del 2012. Disponible en: http://scielo.isciii.es/pdf/nefrologia/v34n2/documento_consenso.pdf. Paginas 4-9.

7. National Kidney Foundation. K/DOQI Clinical Practice Guidelines for chronic kidney disease: evaluation, classification and stratification. Am J Kidney Dis 2002; 39 (Supply 1): S1-S266.

8. U.S. Renal Data System, USRDS 2007 Annual Date Report: Atlas of Chronic Kidney Disease and End-Stage Renal Disease in the United States, National Institute of Diabetes and Digestive and Kidney Diseases, Bethesda, MD, 2007.

9. Hammer GD, McPhee SJ. Fisiopatología de la enfermedad: Una introducción a la medicina clínica. 7ma ed. McGraw Hill Education; 2016.

10. Kasper DL, Fauci AS, Hauser S, Longo DL, Loscalzo J, Jameson. Harrison Principios de Medicina Interna. 19na ed. México: McGraw-Hill; 2016. Disponible en: http://accessmedicina.mhmedical.com/content.aspx?bookid=1717§ionid=11492657

11. Agustí A, Bayés de Luna A, Brugada J, Campistol J, Carmena R, Carreres A, y colaboradores. Farreras-Rozman Medicina Interna. Decimoséptima ed. España: Elsevier; 2012.

12. Noya ME, Moya ML. Temas de Medicina Interna. 5ta ed Cuba: Ecimed; 2017.

Disponible en: www.bvs.cu.

13. National Kidney Foundation K/DOQI Clinical Practice Guidelines for Chronic Kidney Disease. Evaluation, classification and stratification. Kidney Disease Outcome Quality Initiative. Am J Kidney Dis 2002; 39 (suppl 2): S1-266.

14. Coresh J, Byrd-Holt D, Astor B, Briggs J, Eggers P, Lacher D et al . Chronic kidney disease awareness, prevalence and trends among U.S. adults, 1999 to 2000. J Am Soc Nephrol 2005; 16: 180-188.

15. Porter Cano Eduardo. Insuficiencia Renal Crónica: complicaciones agudas. Sociedad Mexicana de Medicina de Emergencia AC. e consiguen en: Disponible en: www.reeme. Arizona.edu

16. Cusumaño A, García García G, González Bedat MC. The Latin American Dialysis and Transplant Registry (LDTR). Report 2006.

17. Ministerio de Salud Pública de Argentina; Guía de Práctica Clínica sobre Prevención y Detección Precoz de la Enfermedad Renal Crónica en Adultos en el Primer Nivel de Atención; Marzo 2010. Obtenido de: http://www.msal.gov.ar/images/stories/bes/graficos/0000000069cnt-012-08-02_guia-prevencion-deteccion-precoz-enfermedad-renal-cronica-adultos.pdf

18. United States Renal Data System (USRDS) 2014; USRDS Coordinating Center | 1415 Washington Heights, Suite 3645 SPH I | Ann Arbor, MI 48109. Disponible en http://www.usrds.org/2006/ref/A_incidence_06.pdf.

19. Registro especial de enfermos renales, Informe de Diálisis y Trasplante Renal, 2013. Barcelona - España 2013.Disponible: http://www.senefro.org/modules/webstructure/files/inforreercongsen2014final.pdf.

20. Encuesta Nacional de Salud, Chile 2003. Disponible en página web Minsal: http://epi.minsal.cl/epi/html/invest/ENS/ENS.htm

21. Mezzaño S, Aros C. Enfermedad renal crónica: clasificación, mecanismos de progresión y estrategias de renoprotección. Rev Méd Chile 2005; 133: 338-48.

22. Quiroga Borja. Aumento de incidencia de colitis isquémica en hemodiálisis. Nefrología (Madrid.) [revista en la Internet]. 2014 [citado 2015 Ene 08]; 34(4): 526-527. Disponible en: http://scielo.isciii.es/scielo.php?script=sci_arttext&pid=S0211-69952014000400014&lng=es. http://dx.doi.org/10.3265/Nefrologia.pre2014.Apr.12328.

23. Matarán Robles Estela, Aguilar García Rafael, Muñoz Becerra Mercedes. Incidencia y tipo de efectos adversos durante el procedimiento de hemodiálisis. Enferm Nefrol [revista en la Internet]. [citado 2015 Ene 08]. Disponible en: http://scielo.isciii.es/scielo.php?script=sci_arttext&pid=S2254-28842012000500081&lng=es

24. Quispe A., Thongzhy W., Thongzhy G.; Complicaciones en Pacientes con Insuficiencia Renal Crónica Terminal sometidos a Hemodiálisis Regular en el Hospital Nacional Sur este Essalud Cusco, Marzo – Mayo 2012. Disponible en: http://sisbib.unmsm.edu.pe/bvrevistas/situa/2004_n1/Pdf/a07.pdf

25. Europa press, La Enfermedad Renal Crónica afecta al 10% de la población mundial; Madrid, 2015. Documento html. Disponible en: http: www.infosalus.com/salud-investigacion/noticia-mas-mitad-poblacion-española-desconoce-sintomas-enfermedad-renal-cronica-20110307180725.html

26. Navas A., Ferrer R., Martínez M., Martínez M.L., Haro C. de, Artigas A. Terapia de reemplazo renal en paciente crítico: cambios evolutivos del tratamiento en los últimos años. Med. Intensiva [revista en la Internet]. 2012 Nov [citado 2015 Feb 05]; 36(8): 540-547. Disponible en: http://scielo.isciii.es/scielo.php?script=sci_arttext&pid=S0210-56912012000800004&lng=es. http://dx.doi.org/10.1016/j.medin.2012.01.005

27. Ministerio de Salud Pública de Chile, Diálisis peritoneal; Chile 2010. Páginas 9, 10 Disponible en: http://web.minsal.cl/portal/url/item/99d155829737ee10e04001011e01082b.pdf

28. Ministerio de Salud Pública. Anuario Estadístico de Salud. 2017. p. 46. Cuadro 23. La Habana 2015. [en línea] Disponible en: http://www.sld.cu/sitios/dne/

29. Departamento de Estadística del Hospital Docente "Mártires del 9 de Abril " de Sagua la Grande 2018- 2019.

30. Hakim R. Clinical implications of biocompatibility in blood purification membranes. Nephrol Dial Transplant 2000.

31. Raja R. Vascular Access for Hemodialysis. Handbook of Dialysis. Boston: Little Brown, 1994.

32. Shaffer D. Catheter-related sepsis complicating long-term tunneled central venous dialysis catheters: Management by guidewire exchange. Am J Kidney Dis 1995.

33. Tobo N., Martínez G., Mosquera M, Peña G., Paz J. y col. Cumplimiento del régimen terapéutico y su relación con las características biológicas y sociales del individuo con insuficiencia renal crónica terminal en hemodiálisis. Colombia Médica 1995; 26:141-45.

34. Trujillo S. J., Vigoa S. L P, Sotolongo M. Y., Guanche G.H. Alteraciones Cardíacas en la Insuficiencia Renal Crónica. Correlación Clínico-Patológica. Revista Cubana de Cardiología y Cirugía Cardiovascular 1997; 11(2):65-73.

35. Francisco A. Hemofiltración y Hemodiafiltración. Tratado de Hemodiálisis.Barcelona: Editorial Médica, 1999. Disponible en http://www.ncbi.nlm.nih.gov/pubmed/

36. Olbricht C, Frei U, K 6. Olbricht C, Frei U, Koch K. Oxford textbook of clinical nephrology. Oxford: OxfordUniversity Press, 1992och K. Oxford textbook of clinical nephrology. Oxford: Oxford University Press, 1992.

37. Gómez, Ana, Arias Estefanía, Jiménez Concepción; Insuficiencia Renal Crónica, Capitulo 62. España, 2012. Disponible en:http://webcache.googleusercontent.com/search?q=cache:5mNR_RVGZ9MJ:www.segg.es/download.asp%3Ffile%3D/tratadogeriatria/PDF/S35-05%252062_III.pdf+&cd=2&hl=es&ct=clnk. Capítulo 62, pág. 637 – 645.

38. Cala HR, Borrero RJ. Métodos Dialíticos. En: Edit CIBNefrología Fundamentos de medicina. Tercera edición.Medellín – Colombia; cap. 13.

39. Bremmer B. M., Coe F. L., Rector, Floyd C. Nefrología.Biblioteca Básica de Medicina. Edit Panamericana. Pag.289-94,

40. Servicio de Hemodiálisis plenamente garantizado yEquipamiento del Pabellón de Nefrología del HospitalGuillermo Almenara Irigoyen. Revista Informativa Editadapor Essalud 2000 abril; Nº 11.

41. Dasgupta I, Madeley R, Pringle M y col. Management ofhypertension in patients developing end-stage renalfailure. Nottingham City Hospital, School of CommunitySciences y School of Medical and Surgical Sciences,University of Nottingham 2000 (SIIC).

42. Hakim R. Clinical implications of biocompatibility in blood purification membranes.

Nephrol Dial Transplant 2000.

43. Medina, J., Rodríguez M., Astesiaño R., Savio E., González F., Bazet C., Seija V.,Infecciones relacionadas a catéteres venosos centrales en pacienteshemodializados:

Análisis multivariante de factores de riesgo. Hospital de Clínicas.Facultad de Medicina. Montevideo. Uruguay Rev Panam Infectol 2004.

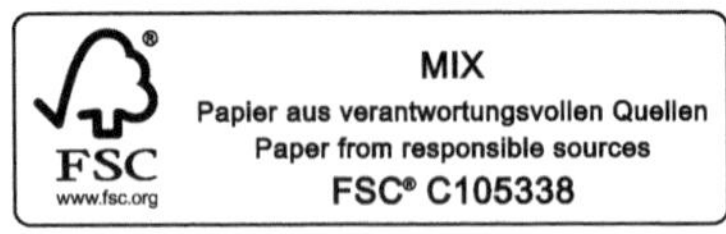

Printed by Books on Demand GmbH, Norderstedt / Germany